ACADÉMIE ROYALE DE MÉDECINE,

SÉANCE DU 10 MAI 1831.

RAPPORT

SUR UNE

PIÈCE D'ANATOMIE ARTIFICIELLE

DU DOCTEUR AUZOUX.

COMMISSAIRES,

MM. ADELON, DUBOIS, CRUVEILHIER, BRESCHET,
H^{te} CLOQUET, RIBES et BAFFOS.

PRÉCÉDÉ D'UNE

NOTICE

SUR LES TRAVAUX ANATOMIQUES

DE M. AUZOUX.

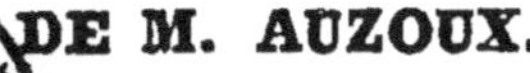

PARIS,

IMPRIMERIE DE SÉTIER,

RUE DE GRENELLE SAINT-HONORÉ, N° 29.

Se trouve chez M. Auzoux, rue du Paon, n. 8.

1831.

NOTICE

SUR LES TRAVAUX D'ANATOMIE

ARTIFICIELLE

DU DOCTEUR AUZOUX.

Lorsqu'en 1822, après de nombreux essais, et plusieurs années d'application soutenue, je publiai mes premiers travaux d'anatomie artificielle, il s'éleva, dans les écoles de médecine et parmi les gens qui sont en possession de l'opinion publique, une sorte de rumeur.

On était accoutumé à étudier l'anatomie dans les amphithéâtres ; on ne concevait pas la possibilité de l'étudier autrement ; d'ailleurs, déjà tant de tentatives infructueuses, pour suppléer aux cadavres, avaient été faites, que l'anatomie artificielle devint le sujet d'opinions bien différentes.

Quelques-uns, par des raisonnemens toujours dénués de preuves, ne voyaient dans l'anatomie artificielle qu'un moyen de favoriser la paresse des élèves, qu'une ressource fallacieuse pour les praticiens ; d'autres, exagérant les avantages, virent en elle un moyen de dispenser des dissections ; d'autres, enfin, comme il arrive toujours lorsqu'une chose nouvelle paraît, disaient la chose impossible, impraticable ; d'autres criaient au plagiat.

Les Académies, dont le jugement est toujours le résultat de mûres délibérations, signalèrent l'importance de cette découverte, m'encouragèrent à poursuivre mes essais, et m'indiquèrent quelques imperfections. Ces sociétés savantes n'hésitèrent pas à placer l'anatomie artificielle au-dessus de tout ce qui avait été fait jusqu'alors, tant en France qu'à l'étranger, et à la regarder comme un moyen de faciliter l'étude de cette branche de l'histoire naturelle.

» Si ces travaux étaient continués (dit M. le Baron *Desgenettes*, dans son Rapport à l'Académie de Médecine, du 5 septembre 1823), ils ne pourraient manquer d'être utiles à ceux qui se livrent à l'étude des sciences médicales, et plus spécialement à ceux qui exercent loin des grandes villes la médecine et la chirurgie.»

« Si nous vous disons (dit M. le professeur *Desruelles*, dans son Rapport à la Société médicale d'émulation, séance du 19 novembre 1823) qu'une pièce d'anatomie artificielle, placée dans un amphithéâtre, en offrant à l'élève les parties qu'il cherche, celles qu'il doit éviter, ménager ou bien enlever, pourrait lui être utile, abréger son travail et lui épargner d'infructueux tâtonnemens; si nous vous disons que ces pièces seraient bien placées dans un atelier de peinture; si nous vous disons qu'elles pourraient, mieux que les livres, rappeler aux médecins et aux chirurgiens privés de cadavres, les rapports de certaines parties; si enfin nous finissons par vous montrer des gens du monde, curieux de se connaître, l'étudier avec fruit pour apprendre superficiellement l'anatomie, sans recourir au dégoûtant et affligeant spectacle d'un cadavre, alors, Messieurs, loin de blâmer nos éloges, vous les approuverez; vous applaudirez au zèle de M. Auzoux, vous encouragerez ses efforts, et vous l'aiderez de tous vos moyens pour le voir arriver à rendre parfait ce qui, entre ses mains, a déjà fait des pas immenses vers la perfection.»

5

« Personne n'ignore (Rapport fait à l'Académie des Sciences, par M. le professeur *Duméril*, séance du 10 avril 1825)
combien est grande la répugnance naturelle qui éloigne de
l'étude de l'anatomie, et surtout de l'observation des objets
même qui en font le sujet, les hommes qui n'y sont pas appelés par une nécessité de profession ; il serait à désirer que
les idées générales sur l'organisation soient connues des
jeunes gens dont la première éducation doit être soignée.
Peut-on supposer aujourd'hui qu'un homme instruit ignore
comment et par quels organes s'exécutent nos mouvemens,
en quoi consistent les instrumens par lesquels s'opèrent nos
sensations et nos principales fonctions? D'ailleurs, il est
indispensable que tout habile dessinateur qui veut devenir
peintre ou statuaire, puisse, sans se livrer aux recherches
anatomiques, apprendre comment les formes sont modifiées
constamment dans les mouvemens par les organes qui les
permettent ou les produisent. »

«Nous ne nous étendrons pas davantage sur l'utilité de
ces pièces (Rapport fait à l'Académie de médecine par M.
Alard, séance du 5 juillet 1825), qui sera généralement
sentie. Qu'il nous suffise d'ajouter qu'elles pourraient, par
une connaissance préliminaire de la situation des rapports des parties, simplifier beaucoup l'étude de l'anatomie,
en facilitant les dissections indispensables pour l'étude de
la médecine; ce qui procurerait le grand avantage de sous-
traire un très-grand nombre d'élèves aux accidens causés
par un séjour prolongé dans les amphithéâtres de dissection ;
qu'elles peuvent suppléer aux cadavres, dans les lieux où
il n'est pas possible de s'en procurer, et, qu'à la rigueur,
par l'étude de semblables pièces et la dissection de quelques
animaux, on peut acquérir, sur la structure du corps humain, des connaissances suffisantes dans bien des cas, et

beaucoup plus précises que celles qu'on peut acquérir par tout autre moyen artificiel. »

« La connaissance générale des parties du corps humain (Rapport fait à l'Institut par M. *Geoffroy-Saint-Hilaire*, séance du 2 août 1830), doit un jour faire partie de l'histoire naturelle à enseigner pendant la première éducation à toutes les classes de la société. Tôt ou tard cette étude sera prescrite, mais cela ne deviendrait et n'est possible à l'exécution qu'avec les ressources de la nouvelle branche d'industrie créée par M. Auzoux. »

«Il en est (a dit un de nos célèbres professeurs, M. *Riche-rand*) (1) de celui qui cultive l'anatomie humaine comme du chimiste : et de même que celui-ci ne connaît jamais mieux une substance que lorsqu'il peut la décomposer et la refaire de toutes pièces , de même l'anatomiste ne connaît parfaitement le corps de l'homme , que lorsque, après avoir étudié séparément et avec le plus grand soin chacun de ses organes et chacun des systèmes que forme un certain nombre d'organes semblables , il peut assigner à chacun d'eux sa place, déterminer les rapports qu'il observe, et les proportions dans lesquelles il entre pour la composition de tel ou tel de nos membres.»

Il résulte des différens rapports qui ont été faits sur mes préparations d'anatomie artificielle, à l'Académie de Médecine, à l'Institut, à la Société médicale d'émulation , et de l'opinion d'un grand nombre de médecins appelés à prononcer sur l'utilité que ces pièces pouvaient offrir dans les établissemens publics :

---

(1) **Page** 111, nouveaux Elémens de Physiologie. (Paris, 1811).

1°. Que ces préparations diffèrent de tout ce qui a été fait jusqu'à présent pour faciliter l'étude de l'anatomie, et n'ont de commun que de tendre au même but (1);

2°. Qu'elles offrent sur un même sujet, dans l'attitude verticale, toutes les parties qui entrent dans la composition du corps humain, a v eous les caractères qui leur sont propres ;

3°. Que l'usage de ces pièces abrégera le temps que les élèves consacrent à l'étude de l'anatomie, et diminuera leur séjour dans les amphithéâtres ;

4°. Qu'elles serviront à remémorer les détails anatomiques aux élèves et aux praticiens qui déjà se sont occupés de cette science;

5° Qu'elles rendent l'étude de l'anatomie possible dans toutes les saisons de l'année, et dans tous les pays dans lesquels le climat ou les préjugés s'opposent aux dissections;

6° Enfin, à l'aide de ces pièces, l'étude de l'anatomie pourra être enseignée dans l'instruction publique, et ainsi profiter à toutes les classes de la société, et particulièrement à ceux qui se destinent à la médecine, aux beaux arts, à la magistrature, à l'art militaire, ou à la navigation.

Depuis l'époque à laquelle a paru mon premier modèle, on s'est servi de l'anatomie artificielle dans un grand nombre d'établissemens publics pour faire des cours d'anatomie (1). Chez moi, plusieurs milliers d'élèves ont assisté

---

(1) Rapport de l'académie de Médecine.

(1) Des sujets complets ont été achetés pour les écoles de médecin rde Boston, la Martinique, la Gouadeloupe, l'Ile Bourbon, de Yale Col ege (Etats unis), Metz, Strasbourg, Lille, le Val-de-Grâce, le Conserva-

à mes cours, ou étudié dans mon cabinet. J'ai recueilli avec soin toutes les observations qui m'ont été adressées ; j'ai souvent, depuis onze ans, revu plusieurs fois par jour, toutes les parties de mon travail, j'y ai apporté toutes les corrections qui m'ont été indiquées ; et, afin de rendre l'anatomie artificielle plus digne du succès qu'elle a obtenu , j'ai fait un modèle nouveau , et j'ai pu ainsi faire subir à mon travail des modifications importantes , des additions nombreuses.

Les augmentations ne consistent pas dans quelques minutieux détails, ou dans quelques additions de peu d'importance (1) , les formes ont été complètement changées , les coupes ont été multipliées.

C'est un homme d'une constitution athlétique, que j'ai pris pour modèle ; je lui ai donné la pose de l'Antinoüs antique, auquel il peut être comparé pour la beauté et l'exactitude des formes ; le pied gauche est fixé sur un socle en bois, de manière à permettre le mouvement de rotation ; toutes les parties réunies représentent un homme dont on aurait seulement enlevé la peau. Une moitié du sujet est représentée en masse ; toutes les parties qui forment l'autre moitié peuvent se détacher, chaque muscle, chaque organe peut être enlevé un à un, depuis la peau jusqu'aux os, avec la plus grande facilité, et replacé de la même manière : un numéro d'ordre correspondant à un tableau synoptique,

---

tcire, Stockholm , Evreux, Oxaca (Amérique du Sud), la Louisiane (Amérique Septentrionale), Vera cruz, le Caire, Ohio, Toulon, Turin, la Nouvelle-Orléans , Harvard (Nouvelle-Angleterre), Charlestown la faculté de médecine de Strasbourg , etc.

(1) Le modèle publié en 1825, ne porte que 66 Nos d'ordre, et 356 Nos de détails.

Le modèle publié en 1830, porte 129 Nos d'ordre, c'est-à-dire 129 pièces qui sont susceptibles d'être enlevées séparément, et 1115 Nos de détails.

sert à indiquer, et le nom de l'organe, et l'extrémité par laquelle on doit faire le déplacement.

Quelques instans suffisent pour couvrir une table des nombreuses pièces qui entrent dans la composition de cette imitation anatomique ; quelques minutes suffisent pour les réunir et en former un homme complet.

Ce tableau synoptique offrant l'énumération des principales pièces de ce modèle anatomique, servira aussi à indiquer jusqu'à quel point sont portés les détails : quant à l'exactitude, je renvoie au rapport qu'en a fait l'Académie royale de Médecine.

ACADÉMIE ROYALE DE MÉDECINE,

SÉANCE DU 10 MAI 1830.

MESSIEURS,

En 1822, 1823 et 1825, M. Auzoux soumit à votre examen des pièces d'anatomie artificielle destinées à représenter les différentes parties qui entrent dans la composition du corps humain.

C'est au moyen d'une pâte particulière que M. Auzoux exécute ses préparations ; cette pâte, dans l'état frais, est susceptible d'être coulée dans des moules, de prendre et de conserver les empreintes les plus délicates, et d'acquérir par la dessiccation une solidité presque égale à celle du bois.

Dans le temps, vous désignâtes, pour vous rendre compte des travaux de notre confrère, MM. Duméril, Béclard, Hyp. Cloquet, Desgenettes, Breschet, Richerand et Alard, vos commissaires, que des études approfondies rendaient bien capables de juger de semblables travaux, vous signalèrent l'importance de cette découverte, et réclamèrent vos éloges pour l'auteur; ils le signalèrent aussi comme ayant droit aux encouragemens que le Gouvernement accorde à ceux qui illustrent leur pays. *La France*, a dit votre rapporteur, M. Alard, *a donc aujourd'hui l'avantage de surpasser les autres pays dans l'art des imitations anatomiques.*

Votre jugement, Messieurs, a été justifié par l'empressement que les établissemens publics de tous les pays ont mis à faire l'acquisition de ces pièces. Vos éloges, l'espèce d'avidité avec laquelle l'étranger a recherché ces travaux, ont donné une nouvelle ardeur au zèle de notre confrère. Nous répéterons ici avec plaisir ce que disait en 1823 la Société médicale d'émulation : « Nous nous plaisons à don-» ner à M. Auzoux tous les éloges que lui méritent son zèle » pour la science, sa patience, ses ingénieux essais, et en-» fin les résultats qu'il doit à sa persévérance et à ses con-» naissances positives en anatomie. »

Après cinq ans d'un travail opiniâtre, M. Auzoux soumit à l'Académie, dans sa séance du 25 mai 1830, une nou-velle pièce d'anatomie, pour l'examen de laquelle vous désignâtes MM. Ant. Dubois, Ribes, Adelon, Cruveilhier, Breschet, Hyp. Cloquet et moi.

Ce n'est pas à quelques légères modifications, à quelques additions de peu d'importance, que notre confrère a con-sacré son application, il a repris ses travaux presque au point de départ, il n'a guère conservé que le *modus fa-ciendi*.

M. Auzoux a pris le cadavre d'un adulte de la taille de cinq pieds six pouces, il s'est imposé la tâche de le repro-duire jusque dans ses plus petits détails.

Ce nouveau modèle, comparé avec ce qu'il avait fait jusqu'alors, même avec la pièce complète qui fut soumise à votre examen en 1825, et qui paraissait ne laisser que peu de chose à désirer, offre néanmoins des différences telles qu'on pourrait ne pas la croire du même auteur. Les formes ont été complétement changées, les détails plus que dou-blés, au moyen de coupes ingénieuses, M. Auzoux est par-venu à reproduire tout ce qui a rapport à la myologie, à l'angéïologie, à la névrologie et à la splanchnologie; il n'est pas jusqu'aux os qui ne soient reproduits avec une vérité telle, que si on n'en était prévenu, on pourrait les prendre pour des os véritables. Les parties les plus tenues, les plus délicates comme les plus volumineuses ; les parties les plus molles comme les plus dures, les plus superficielles comme les plus profondes, se trouvent représentées avec une sévère exactitude dans les formes, la couleur, les rapports et les connexions. Nous croyons inutile de vous faire l'analyse de tous ces détails, nous aimons mieux attirer votre attention sur quelques parties qui ont plus particulièrement fixé celle de votre commission.

Le cœur a été reproduit avec un grand bonheur : au moyen d'une coupe pratiquée dans la cloison inter-auriculaire et inter-ventriculaire, cet organe se trouve partagé en deux moitiés ; sur chaque moitié sont deux cavités qui peuvent être ouvertes de manière à laisser voir les valvules ; toutes ces parties se réunissent avec une telle exactitude, que l'on aperçoit à peine les traces de la division, et ensemble elles imitent un cœur de grosseur naturelle, d'où s'élèvent les vaisseaux qui en partent ou qui s'y rendent. Tous ces vaisseaux étant reproduits depuis leur origine jusqu'à leur terminaison, il est facile d'étudier les branches qui en partent, les nombreuses anastomoses qu'elles ont entre elles, et leurs rapports avec les différens organes.

La préparation de la tête, sur laquelle se trouvent la bouche, le pharynx, le larynx, les fosses nasales avec les muscles, les artères, les veines, les nerfs qui accompagnent ces parties ou qui s'y distribuent, a paru à vos commissaires offrir un ensemble qui jusqu'alors n'avait pas été reproduit.

Le cerveau, la moëlle épinière, le grand sympathique, ont été reproduits avec tous leurs détails, de manière à donner dans l'ensemble l'appareil de l'inervation.

Ce travail n'est cependant point parfait ; M. Auzoux lui-même a compris qu'il pouvait s'être glissé quelques erreurs. Votre commission a sacrifié plusieurs séances à l'examen de cette nouvelle préparation ; elle a reconnu quelques inexactitudes, quelques fautes anatomiques; ces fautes, ces inexactitudes ont été presque aussitôt réparées qu'indiquées, tant est grande la facilité avec laquelle M. Auzoux peut placer et déplacer chaque partie.

Les imitations dont nous vous parlons acquièrent toujours un degré de perfection du jour de la présentation à celui où on vous en rend compte, tant est grand et soutenu le zèle de notre confrère. C'est ainsi que maintenant il est parvenu à représenter les ligamens souples comme dans l'état frais, ce qui permettra de simuler les déchirures des luxations, etc. Ce progrès sera plus tard le sujet d'une nouvelle présentation.

Votre commission se félicite, Messieurs, d'avoir à vous annoncer la presque entière réalisation des espérances que vous avaient fait concevoir non-seulement vos précédens commissaires, ceux de l'Académie royale des Sciences et de la Société médicale d'émulation, mais aussi plusieurs médecins appelés à donner leur avis.

Nul doute donc, que l'anatomie artificielle de M. Auzoux, ne soit propre à faciliter et à abréger l'étude de l'anatomie sur le cadavre dans sa partie topographique. Mais hâtons-nous de dire ici, avec tous les hommes éclairés, et avec notre jeune confrère lui-même, que l'anatomie artificielle ne peut pas dispenser d'étudier la nature sur le cadavre, de disséquer. Seulement elle rend mieux et plus promptement capable de profiter des recherches auxquelles les élèves doivent se livrer dans les amphithéâtres.

Le procédé employé par M. Auzoux, est le moulage qui permet de multiplier beaucoup les pièces, et par conséquent de diminuer le prix des livraisons. C'est encore un véritable service rendu, parce que les praticiens, après avoir étudié complètement l'anatomie sur le cadavre, pourront revoir sur les pièces artificielles, toutes les fois qu'ils le voudront, et en très peu de temps, toutes les parties de cette science qui s'oublient le plus facilement. Les chirurgiens des petites villes et des campagnes, retireront surtout un grand avantage de la possibilité qu'ils auront de revoir et d'étudier de nouveau la position vraie, les rapports des parties sur lesquelles ils auront à faire une de ces opérations qui se pratiquent rarement, circonstances dans lesquelles les chirurgiens des grandes villes aiment à faire d'abord des essais, des espèces de répétitions sur le cadavre.

Ces préparations seront aussi d'un grand secours pour les démonstrations publiques. Dans les écoles secondaires surtout, où manquent quelquefois les sujets, il doit souvent arriver que le professeur est forcé de se borner à décrire la marche d'une artère, d'un nerf, qu'il ne peut mettre à découvert parce qu'il faudrait pour cela détruire des parties dont la démonstration reste à faire.

Une répugnance naturelle éloigne de l'étude de l'anatomie, ceux qui n'y sont pas appelés par une nécessité de profession. Cependant depuis long-temps on a exprimé le désir que les jeunes gens dont l'éducation doit être soignée, prissent des idées générales sur l'organisation de l'homme. L'utilité de cette étude a été sentie par le prince que la France a appelé sur le trône, il a voulu que son fils étudiât l'anatomie.

Votre commission a l'honneur de vous proposer, Messieurs, d'adresser des remerciemens à M. Auzoux, en lui annonçant que l'Académie est satisfaite de ses travaux, et de le comprendre dans vos prochaines élections.

Elle vous propose aussi de décider que le présent rapport sera envoyé à M. le ministre de l'intérieur, comme signalant d'une manière convenable l'utilité dont peuvent être ces préparations anatomiques, dans les collèges royaux, dans les écoles secondaires de médecine et les autres établissemens publics.

Paris, le 10 mai 1830.

Signé ADELON, ANT. DUBOIS, RIBES, H^{te} CLOQUET, CRUVEILHIER, BRESCHET, BAFFOS, Rapporteur.

Pour copie conforme :
Le Secrétaire perpétuel de l'Académie royale de Médecine,

Signé PARISET.

L'Académie adopte le rapport et ses conclusions.

Elle remarque cependant que la Commission n'a point assez insisté sur les avantages que les pays chauds retireront de l'usage de ces préparations d'anatomie artificielle ; que si elles sont utiles aux élèves, aux praticiens et aux savans, dans les lieux mêmes où l'étude sur le cadavre est facile, elles sont d'une nécessité indispensable dans les climats où l'on ne peut se livrer aux dissections sans compromettre sa santé.

L'Académie décide, en outre, qu'une pièce d'anatomie artificielle de M. Auzoux, sera placée dans le lieu de ses séances pour être consultée au besoin, et arrête qu'il sera écrit à M. le Ministre de l'Intérieur, afin d'être autorisée à faire cette acquisition.

Pour extrait conforme au procès-verbal de la séance du 10 mai 1831,

Signé GUÉNEAU DE MUSSY.

Conditions de la Souscription.

M. AUZOUX, fournit aux Souscripteurs un sujet complet, conforme au tableau synoptique, pour 3,000 fr.

Pour obtenir un sujet il faut se faire inscrire, au moins trois mois à l'avance, chez M. Auzoux, rue du Paon, n. 8, à Paris.

Pour 200 fr. de plus on fournit le support destiné à la pièce, et on se charge des frais d'emballage.

Un squelette artificiel qui pourra être adapté au sujet dont les ligamens élastiques permettent tous les mouvemens des articulations, fera très-prochainement le sujet d'une nouvelle publication.

D'après le même procédé, M. Auzoux s'occupe d'exécuter une pièce relative aux accouchemens destinée à représenter la femme aux différentes époques de la vie; au moyen de pièces de rechange, on pourra étudier toutes les époques, toutes les variétés et tous phénomènes de la grossesse.

On trouve dans le cabinet de M. Auzoux, des pièces détachées : un œil de grandeur naturelle, fixé sur la paroi supérieure de l'orbite, avec les muscles, les artères, les nerfs, les membranes, les parties transparentes.   30 fr. »

Le même , 25 fois plus grand que nature.   200 fr. »

Le cabinet de M. Auzoux , est ouvert les mardi et jeudi de chaque semaine, de midi à une heure, rue du Paon, n. 8.

Le jeudi, démonstration publique.